AF300382

PUBLICATIONS DU *PROGRÈS MÉDICAL*

MALADIES DE LA PEAU

NOTES DE THÉRAPEUTIQUE

RECUEILLIES

AUX CLINIQUES DERMATOLOGIQUES DE M. LE PROFESSEUR HARDY

A L'HOPITAL SAINT-LOUIS.

PAR

M. Le Dʳ E. ORY.

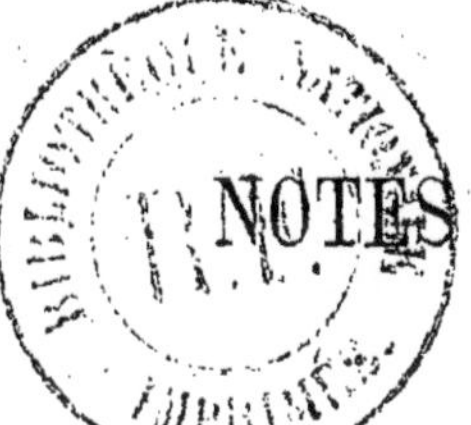

PARIS

Aux bureaux du PROGRÈS MÉDICAL, | Vᵉ DELAHAYE et Cⁱᵉ, Libraires-Éditeurs,
5, rue des Écoles. | place de l'École-de-Médecine, 23.

1877

MALADIES DE LA PEAU

Notes de thérapeutique recueillies aux cliniques dermatologiques de M. le professeur Hardy, à l'hôpital Saint-Louis.

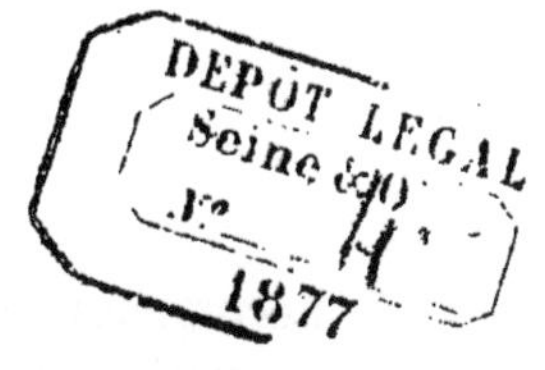

Par M. le docteur E. ORY.

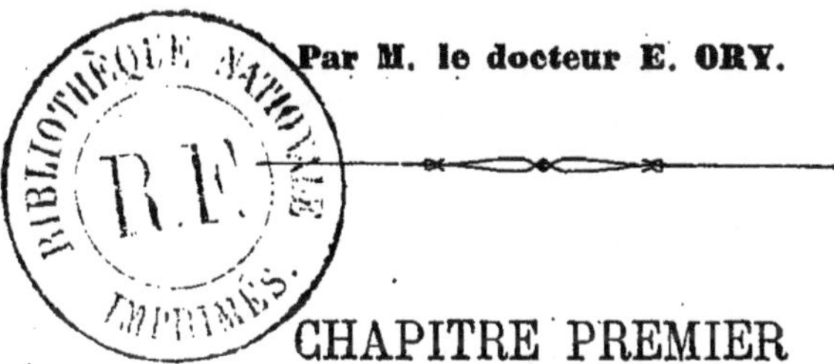

CHAPITRE PREMIER

Traitement des maladies parasitaires.

Sommaire. — *Parasites végétaux* : De la trichophytie (herpès tonsurant, herpès circiné, sycosis). De la teigne pelade (porrigo decalvans). Teigne faveuse. Des crasses parasitaires. — *Parasites animaux* : De la gale. De la phthiriase ou maladie pédiculaire.

Après les intéressantes publications faites par les élèves de M. le professeur Hardy, il nous a paru opportun de donner un rapide aperçu de la *thérapeutique* raisonnée, à laquelle a été conduit, par l'expérience d'une longue pratique, le savant professeur dont nous avons eu l'honneur d'être l'interne en 1875 à l'hôpital Saint-Louis. Nous ne serons, certes pas complet, car nous avons seulement rassemblé et classé nos notes sur différents traitements prescrits et mis en usage dans le service. Mais nous n'avons pas la prétention de publier ici un formulaire pour toutes les maladies de la peau. Ce court travail n'a d'autre ambition que de vulgariser un enseignement et une méthode dont nous avons été à même d'apprécier les salutaires résultats : puissions-nous conserver en partie la clarté d'exposition du maître, et surtout par les quelques explications qui accompagnent les prescriptions et les formules, faire imiter la pratique de M. le professeur Hardy !

Affections parasitaires.

Les parasites végétaux et animaux, causent par leur présence sur l'homme, des désordres qui persistent longtemps et qui peuvent, dans certains cas, acquérir une réelle gravité. Aussi, dès que la nature parasitaire d'une affection a été dûment constatée, le premier soin du médecin (à quelques exceptions près), doit-il être de détruire le parasite.

A. PARASITES VÉGÉTAUX.

a) *De la trichophytie.* — Sous ce nom, on le sait, M. Hardy rassemble trois maladies, autrefois étudiées séparément, mais dont il reconnaît l'identité : le *sycosis*, l'*herpès tonsurant*, l'*herpès circiné*. Ces trois affections ont pour origine commune un champignon se développant, dans la barbe, dans les cheveux, ou bien sur les parties recouvertes de poils follets. C'est le *trichophyton.*

Dans les trois cas, l'indication est de détruire le plus tôt possible le parasite, car le mal s'étend chaque jour davantage, et la contagion est sans cesse à redouter. Or, non-seulement le même sujet peut être atteint de deux variétés à la fois, mais, ainsi qu'il s'en est présenté des cas, un enfant atteint d'herpès tonsurant, peut déterminer chez sa mère qui le coiffe un herpès circiné, et celle-ci être cause d'un sycosis parasitaire rebelle chez son mari. Il faut donc isoler le malade le plus possible, dans les trois cas, puis, pour chaque variété instituer un traitement :

1º *Herpès tonsurant.* — Cette maladie est fréquente chez les enfants, son extension rapide peut entraîner la chute des cheveux. Le siége du parasite est l'intérieur du cheveu, aussi faut-il commencer par l'*épilation.* Cette petite opération doit être faite avec soin, elle présente quelques difficultés, car les cheveux malades sont devenus cassants, de plus, l'opération pour être efficace, doit dépasser un peu le pourtour de la tonsure ; en ces points elle est un peu douloureuse. Immédiatement après, on doit laver la partie fraîchement épilée avec une solution de sublimé, soit :

Eau.................... 500 grammes.
Sublimé.............. 1 —

On pourrait ajouter à cette solution au 1/500ᵉ un peu d'alcool pour faciliter la solution du sublimé. Pour imbiber la partie malade, il est bon de se servir d'un pinceau, et le liquide, pénétrant dans les ouvertures béantes des follicules pileux, détruit les spores qui s'y trouvent. Pour compléter le traitement, on doit faire, matin et soir, une friction avec une pommade parasiticide, soit celle au turbith minéral :

Cold cream ou axonge.... 30 grammes.
Turbith minéral.......... 2 —
Camphre.............. 1 —

L'usage de cette pommade doit être continué jusqu'à ce que les cheveux repoussent. Ce n'est guère qu'après six mois ou un an que les cheveux reprennent leur aspect primitif. Il est bon de se souvenir que l'épilation ne détruit pas les cheveux ; on peut, on doit la conseiller sans crainte, et la renouveler jusqu'à complète guérison, sous peine de récidive.

2° *Herpès circiné.* — Le trichophyton, en se développant sur un autre point de l'économie, détermine une lésion, ayant il est vrai un aspect particulier ; mais qui, comme dans le cas précédent, présente le fait d'une extension centrifuge rapide. Ici, ce sont les parties du corps recouvertes de poils follets qui sont atteintes : la face chez les enfants, les bras, le dos de la main. L'identité de nature a conduit à l'identité de traitement, où du moins le principe est le même. Dans ce cas néanmoins, l'épilation, qui est souvent presque impossible, n'est heureusement pas indispensable, et pour détruire le parasite, il suffit de faire des frictions avec la pommade au turbith minéral au 1/30ᵉ. Ou bien encore faire usage pour les frictions de la pommade suivante :

Axonge................	30 g.
Soufre................	1 g. à 1 g. 50 c.
Sous-carbonate de potasse.	0 g. 25 à 0 g. 50 c.

Des lotions au sublimé, des pommades phéniquées donnent également un bon résultat.

3° *Sycosis.* — Le trichophyton, lorsqu'il se développe dans les poils de la barbe, détermine des accidents plus sérieux, l'affection porte alors le nom de sycosis. La contagion est la cause de l'affection, et bien souvent la maladie paraît avoir été contractée en se faisant raser. Les soins hygiéniques, la propreté, l'isolement sont des moyens préventifs ; l'*épilation* sur les points malades et un peu au-delà, doit être faite dès qu'on a calmé les phénomènes inflammatoires par des applications émollientes: cataplasmes de fécule, bains de vapeurs ; puis, par de légers purgatifs comme dérivatifs sur le tube intestinal. L'épilation n'est pas généralement difficile à pratiquer dans le cas de sycosis. On peut donc la faire très-complète avant de pratiquer les lotions de sublimé, suivant la formule, et les onctions avec les pommades parasiticides à base de cuivre, de soufre ou de mercure.

La connaissance exacte de la nature parasitaire des trois variétés de la trichophytie, explique les guérisons qui suivent l'emploi de ce traitement méthodique, et les insuccès qui étaient presque immanquables tant qu'on se bornait à prescrire des sirops dépuratifs, des toniques, etc. Toutefois, comme le champignon parasitaire se développe surtout dans les classes pauvres, chez les sujets mal nourris; les bains sulfureux, les reconstituants, peuvent être d'utiles adjuvants de la médication parasiticide.

b) *Teigne pelade (porrigo decalvans).* — Un autre champignon, le microsporon Audouini détermine la chute des cheveux, et l'affection est décrite sous le nom de teigne pelade (1). On a reconnu trois degrés dans la maladie. Dans

(1) Nota. M. Horand, de Lyon, dans un récent travail (*Arch. de Dermatologie*, t. 7, n° 1) n'admet pas que la pelade soit de nature parasitaire, il croit à un trouble de nutrition et prescrit les substances capables d'exciter la vitalité du cuir chevelu, surtout l'huile de croton tiglium.

les deux premiers degrés de l'affection, on peut compter sur la guérison et voir les cheveux repousser aussi beaux comme précédemment. C'est encore l'épilation et les pommades parasiticides qui sont la base du traitement. Mais ici, bien souvent, l'épilation est fort difficile, les poils du duvet se rompent facilement sous la pince. On doit également avoir soin de dépasser les limites du mal, et renouveler de temps en temps l'épilation. Si celle-ci est impossible, on peut se contenter de raser la surface avant de faire les lotions au sublimé.

L'importance d'une intervention précoce est considérable, car si l'on ne tue pas le champignon, l'affection tend à s'étendre en surface ; d'un autre côté si elle atteint la troisième période, les poils ayant complétement disparu, la décoloration devient persistante, et l'atrophie du cuir chevelu entraîne avec elle, une alopécie irrémédiable.

Il ne faut donc pas compter sur les guérisons spontanées, et de plus, pour aider le traitement externe il faut, s'ils existent, combattre les phénomènes généraux graves (causes ou effets de l'affection) par des reconstituants et des toniques. On devra enfin se souvenir, que l'affection est contagieuse et par conséquent isoler l'individu qui en est atteint.

c) *Teigne faveuse*. — L'achorion schœnleinii est le parasite qui entraîne les désordres de la teigne faveuse. La gravité de cette affection, sa nature contagieuse imposent l'isolement. L'intervention est d'autant plus efficace qu'elle est faite dès le début de l'invasion, avant l'atrophie du cuir chevelu, avant la destruction du follicule pileux.

Le *traitement par la calotte* est actuellement remplacé par une méthode moins douloureuse, l'*épilation*, qui a été appliquée par MM. Bazin et Hardy au dispensaire de l'hôpital Saint-Louis, lorsqu'on a abandonné le traitement dit des frères Mahon.

Voici d'ailleurs, les traitements successifs auxquels sont soumis les malades atteints de la teigne. Tout d'abord, applications émollientes ayant pour but de faire tomber les croûtes de favus et d'impétigo ; puis fortifier la constitution, relever l'état général par des toniques.

Après quelques jours, on coupe les cheveux très-courts, puis au moyen d'une pince à mors-plats on épile, un à un, chacun des cheveux et cela en plusieurs séances, pour épargner la sensibilité du malade.

Chaque séance d'épilation doit être suivie de lotions au sublimé ; une éponge, un pinceau imbibé de liquide permet de faire pénétrer la solution parasiticide jusque dans le follicule pileux encore béant.

Ces lotions seront répétées matin et soir, pendant huit jours, puis on mettra en usage des pommades à base de soufre ou de mercure, dont nous avons donné plus haut les formules, soit par exemple celle-ci : soufre 2 gr., axonge 30 gr. M. Bazin préfère la pommade au turbith minéral soit à la dose de 0 g. 50 c.

Il faut savoir, qu'une seule épilation est rarement suffisante, et qu'enfin le champignon du favus peut se développer ailleurs que dans le cuir chevelu, sous les ongles par exemple.

d) Crasses parasitaires. — Souvent désignée sous le nom de *pityriasis* versicolor, cette affection, peu grave, dans laquelle se rencontre le microsporon furfur, est sujette à récidive, mais cède ordinairement avec facilité aux moyens de traitement employés pour la combattre.

Les préparations sulfureuses sous forme de bains ou bien en pommades sont le plus souvent employées. Voici une formule de pommade sulfureuse :

Axonge............ 30 g.
Soufre sublimé..... 2 g.

La pommade oxygénée ou nitrique, ou bien encore des lotions et des bains de sublimé sont utilement mis en usage contre le pityriasis versicolor, maladie qui, selon M. Hardy, présente d'ailleurs beaucoup plus de ressemblance avec une affection dartreuse qu'avec une affection parasitaire.

B. PARASITES ANIMAUX.

a) De la gale. — Le parasite, qui détermine les éruptions, d'aspect varié, que l'on signale dans la gale, est l'acarus scabiei. L'acarus et le sillon, qu'il s'est creusé, sont les deux signes fondamentaux de la maladie. En détruisant l'acare, on supprime la cause irritante qui entraîne, outre les démangeaisons, des éruptions diverses : Prurigo (sur les avant-bras, l'abdomen, la partie interne des cuisses) ; — Vésicules isolées légèrement acuminées (face latérale des doigts, commissures interdigitales, poignets) ; Ecthyma (aux mains, aux pieds, aux fesses) ; Papules, Eczéma, Impétigo.

Une fois la présence du sillon bien constatée, le diagnostic est établi, et si l'intensité des complications est suffisamment modérée, on peut rapidement guérir le patient en détruisant le parasite.

On sait que M. Hardy est arrivé à réduire la cure à *moins de deux heures.* Ce traitement, il est est vrai, peut irriter la peau, et être la cause de la manifestation d'une diathèse ; mais le parasite lui-même peut provoquer de semblables éruptions chez les sujets prédisposés. Voici le traitement de la *gale* simple, tel qu'il est mis en usage à l'hôpital Saint-Louis.

On commence par *frotter* le malade, sur tout le corps, avec du savon noir étendu d'eau. Cette friction doit être faite partout ; car l'acare se rencontre partout (excepté sur la figure). Cette première opération est prolongée pendant 20 minutes ; on lave ainsi la peau, on enlève les croûtes, la poussière, et l'on commence à ramollir l'épiderme, à entr'ouvrir les sillons, au fond desquels se trouvent les acares et leurs œufs. On fait ensuite prendre un bain tiède, et, après un séjour de 40 minutes, la peau est en quelque sorte macérée, l'épiderme ne résiste plus, le sillon de l'acare est transformé en tranchée. C'est alors que l'on frotte *un peu rudement partout* avec une pommade ainsi formulée :

Axonge................................. 300 g.
Fleur de soufre........................ 50
Sous-carbonate de potasse............. 25

Il faut avoir soin que cette pommade soit très-bien faite, exempte de petits grains qui seraient irritants et causeraient des excoriations douloureuses. Dans ce but, le sel ne doit être mélangé au soufre qu'après avoir été dissous. Cette pommade sulfuro-alcaline de M. Hardy est beaucoup moins irritante que la pommade d'Helmérich, et son action parasiticide est suffisante. Mais il faut, par des frictions rudes, mettre la pommade sulfuro-alcaline en contact avec le parasite. Quant à la durée de ce contact, il varie avec la possibilité du séjour du malade à l'hôpital; puis l'on prescrit un bain émollient.

Pour éviter toute récidive, il est prudent de renouveler deux jours de suite la friction générale, lorsqu'on ne peut pas maintenir la pommade une nuit entière sur le corps.

Les bains émollients qui terminent ce traitement doivent être renouvelés plusieurs jours consécutifs, car, souvent persiste une démangeaison très-pénible. On est alors en présence d'un phénomène nerveux, qui se calmera par les émollients, tandis que la friction l'exciterait et augmenterait la production des éruptions accessoires.

Tel est le traitement de la gale simple.

Mais souvent, l'état de la peau ne permet pas de faire immédiatement usage des frictions. M. le professeur Hardy pense en effet que c'est causer une souffrance inutile et nuisible au malade, que de le soumettre à des frictions, lorsque les éruptions secondaires sont très-intenses, car alors, outre la douleur considérable que ces frictions déterminent, elles sont sans résultat, puisque le malade n'est pas frotté universellement; des œufs, des acares, échappent au contact, et peu de jours après, une récidive se déclare. Il vaut mieux patienter quelque temps, calmer les phénomènes d'irritation, s'ils sont très-intenses, par des applications émollientes, des cataplasmes d'amidon, des manuluves avec eau de lin, l'enveloppement avec la toile de caoutchouc vulcanisé, les grands bains émollients, enfin des soins de propreté extrême. Après quelques jours de traitement préparatoire, on peut, dans ces cas, entreprendre, avec chances de succès, le traitement parasiticide.

Nous avons déjà parlé de la persistance des démangeaisons après la guérison de la gale ; certains malades, ne se croyant pas guéris, réclament, dans ce cas, de nouvelles frictions, qui n'ont d'autre effet que d'irriter la peau encore davantage ; il faut donc attendre, et n'en prescrire de nouveau l'usage que si l'on découvre entre les doigts, aux poignets, sur les reins, sur la verge, des sillons et des vésicules, qui sont les témoins révélateurs d'une récidive. Quelquefois enfin, une éruption développée sous l'influence de l'acare, tel qu'un eczema des seins, persistera longtemps, des années, après la disparition de la gale. Ces éruptions doivent alors être traitées comme des manifestations diathésiques sans s'occuper de la cause occasionnelle qui a déterminé leur apparition.

b) Phthiriase ou maladie pédiculaire. — Trois espèces de poux peuvent vivre à la surface de la peau de l'homme : le pou de tête, le pou de corps et le pou du pubis. L'âge, les mauvaises conditions hygiéniques, un mauvais état général, l'alcoolisme, sont des conditions qui facilitent la multiplication rapide de ces parasites et des complications qu'entraîne leur présence.

Les poux déterminent, entre autre accident, l'apparition d'un prurigo à grosses papules. Si le malade est atteint de poux de tête (les enfants surtout), l'irritation du cuir chevelu cause des pustules et des croûtes impétigineuses. L'*Impetigo granulata*, des pustules d'*Ecthyma*, des furoncles se développent à la surface du cuir chevelu, des croûtes, formées par le pus qui s'écoule de ces collections purulentes, recouvrent des poux ; les cheveux, agglutinés par les sécrétions, supportent et recouvrent les lentes ou œufs.

Le premier soin à prendre est de tenir les cheveux très-courts ; puis, si les phénomènes inflammatoires sont intenses, si les croûtes épaisses recouvrent le cuir chevelu, il faut appliquer des cataplasmes d'amidon cuit, ou bien faire porter quelques jours un bonnet en toile de caoutchouc vulcanisé ; puis enfin intervenir par un traitement parasiticide, soit par des onctions avec l'onguent mercuriel, soit en saupoudrant la chevelure avec de la poudre de staphysaigre, soit en faisant des lavages avec la solution de sublimé au 500e. Puis, comme la faiblesse de l'individu paraît faciliter la reproduction des poux, on doit relever les forces par un traitement général : huile de foie de morue, sirop de raifort, sirop antiscorbutique, vin de gentiane, et veiller avec grand soin aux conditions hygiéniques. La propreté doit être excessive.

Les *poux de corps*, plus fréquents chez les vieillards, chez les convalescents, sont généralement assez facilement détruits par des :

> Fumigations cinabrées :   4 à 8 gr. sur une brique rouge,
> Id.   sulfureuses : Soufre sur plaques rougies.
> Lotions et bains sulfureux ou de sublimé.
> Poudre de staphysaigre.

On doit insister sur les mêmes soins hygiéniques. Le changement de linge est une sorte d'épilation.

Les poux du pubis sont efficacement combattus par :

> Pommade mercurielle.
> Lotions au sublimé.

Souvent, après la destruction des parasites, persistent des *démangeaisons* qu'il est difficile de faire disparaître. Les émollients sont alors insuffisants, j'en parlerai plus loin.

Une cause fréquente de récidives pour les individus qui se font traiter pour des affections parasitaires, c'est qu'après avoir été nettoyés, après que le parasite et ses œufs ont été détruits, non-seulement sur leur corps, mais jusque dans leurs vêtements, ils retournent dans les milieux malpropres où ils retrouvent de la vermine. Il faut donc conseiller de saupoudrer également les *draps* et tous les *vêtements* avec de la poudre de staphysaigre, les faire passer à l'*étuve* si cela est possible. Sans quoi les œufs, dès qu'ils trouveront des conditions favorables à leur éclosion, feront reparaître des poux chez des gens prédisposés par la misère ou la maladie.

En résumé. Dans le traitement des maladies parasitaires, il faut donc : 1° calmer les phénomènes d'irritation ; 2° tuer le parasite ; 3° relever l'état général ; 4° combattre les complications.

CHAPITRE II

Traitement des hyperesthésies cutanées.

SOMMAIRE. — Prurigo. Intertrigo. Prurit sénile. Strophulus prurigineux et simplex. — De l'hyperesthésie par suite de névrose, dans l'ictère, dans le zona, l'urticaire et l'érythème pernio (engelure).

Dans ce groupe, tout-à-fait artificiel, des hyperesthésies cutanées, nous nous proposons de rassembler plusieurs espèces d'affections cutanées, diverses par leur origine, mais présentant toutes, à un très-haut degré, un symptôme commun fort pénible : *l'hyperesthésie*. Soit par exemple : les prurigo, le strophulus simplex et prurigineux, l'hyperesthésie de l'ictère, puis le zona, l'urticaire et même les engelures.

L'hyperesthésie cutanée peut être la cause de troubles profonds dans l'économie, elle se présente d'ailleurs à notre observation dans les conditions les plus variées. En effet, le symptôme douloureux sera tantôt limité à une région circonscrite, la paume des mains, la plante des pieds, le pourtour de l'anus ou bien les parties génitales ; tantôt généralisé à tout le corps provoquant le grattage, entraînant l'insomnie prolongée. L'hyperesthésie cutanée est souvent liée à la malpropreté, aux excès alcooliques, à un état de débilitation générale de l'économie par la vieillesse ou par la misère, à des troubles des fonctions gastro-intestinales. Développée, entretenue par la présence des parasites, on la voit souvent persister longtemps après la disparition de ces parasites, constituant alors, à elle seule, toute la maladie, mais nécessitant néanmoins une intervention énergique, car elle a une grande tendance à passer à l'état chro-

nique. Il faut intervenir avant que, s'étant prolongée
pendant des mois ou des années, la maladie soit devenue
rebelle aux agents thérapeutiques ; or, c'est ce qu'on doit
particulièrement redouter dans le prurit qui siége aux parties génitales.

Le prurit des parties génitales (*prurigo pudendi mulie-
bris*) détermine des démangeaisons irrésistibles qui, pous-
sent les malades à se gratter ; il peut donc entre autres
conséquences déterminer des habitudes vicieuses qui persistent, même après la disparition de la maladie.

L'oubli des soins de propreté étant une des causes pré-
disposantes, on devra conseiller tout d'abord des bains
fréquents. Puis, M. Hardy prescrit des lotions avec de l'alun,
avec l'eau blanche et surtout avec le sublimé.

Voici comment on doit faire usage des lotions au sublimé.
Mettre dans un verre d'eau chaude la valeur d'une cuillerée à café de la solution suivante :

Sublimé	1 gramme.
Eau distillée................	125 —
Alcool.....................	Q. S.

On devra répéter ces lotions plusieurs fois dans la jour-
née.

Un traitement analogue peut être conseillé contre le
prurigo scroti et contre le *prurigo podicis* ; mais on sait
que cette dernière affection est souvent rebelle à tous les
moyens thérapeutiques, surtout s'il s'agit d'un vieillard ou
d'un sujet épuisé.

Pour calmer les démangeaisons liées à l'*intertrigo*, j'ai
entendu souvent prescrire par M. Hardy, le liquide suivant :

Glycérine................	25 grammes.
Eau distillée..............	25 —
Chloral..................	1 —

On devait étendre ce liquide deux fois par jour, sur la
région malade. — D'autrefois, l'hyperesthésie cutanée est
généralisée, c'est sous cette forme, qu'elle se rencontre chez
certains vieillards qui ont été atteints et guéris d'affections
parasitaires ou bien d'un eczéma généralisé. Les excoria-

tions multiples, causées par un grattage incessant; l'insomnie et l'affaiblissement qu'entraîne après elle l'absence de sommeil; l'irritabilité nerveuse : telles sont les conséquences de l'hyperesthésie cutanée. On doit donc s'efforcer de la calmer pour faire cesser les désordres qu'elle détermine.

M. Hardy emploie souvent alors un lait de soufre dont voici la formule :

> Lait d'amandes........... 250 grammes.
> Soufre................. 5   —

On fait deux fois par jour des lavages avec ce lait de soufre, ce qui amène rapidement une grande diminution de la démangeaison.

On peut encore prescrire des lavages matin et soir avec la composition suivante :

> Lait d'amandes.............. 250 grammes.
> Sublimé...................⎱
> Chlorhydrate d'ammoniaque...⎰ aâ 0,25 centigrammes.

Dans le cas où l'on n'aurait pas à sa disposition des amandes fraîches on peut ajouter du soufre à un looch, et l'on obtient de bons résultats de la formule suivante :

> Sirop de sucre............. 30 grammes.
> Huile d'amandes douces 8   —
> Eau de laurier cerise........ 10   —
> Soufre.................. 5   —
> Gomme arabique........... 4   —

Faire deux fois par jour des lotions avec ce liquide. Ces lotions calmantes, très-utiles pour combattre l'hyperesthésie cutanée qui succède aux parasites, à l'eczéma, rend également des services contre le *prurit sénile*, qui est une véritable névrose.

Le *strophulus prurigineux*, avec éruption papuleuse, siége de démangeaisons très-vives, rentre bien dans le groupe de maladies dont nous étudions actuellement le traitement. C'est une maladie qui persiste parfois pendant des mois, et est sujette à récidive surtout pendant les mois les plus chauds. Le rôle que jouent les mauvaises conditions hygiéniques pour favoriser sa production indique bien que, ici, le premier devoir du médecin est d'améliorer l'hygiène de son malade. Les chambres trop exposées au soleil, où couchent entassées un grand nombre de personnes, où l'air est difficilement renouvelé, telles sont les conditions au milieu desquelles apparaît le strophulus. Les promenades fréquentes au dehors, le changement de domicile suffisent parfois pour faire s'éteindre en quelques jours les éruptions du strophulus ; mais le succès est momentané, les rechutes sont fréquentes. Aussi M. Hardy, non content de surveiller l'habitat du malade, d'améliorer son hygiène en général, prescrit les toniques pour relever la constitution. Le fer, le quinquina, l'huile de foie de morue, les bains sulfureux, les tisanes amères, et s'il est possible, l'éloignement des villes, le séjour au grand air, à la campagne, constituent un traitement s'adressant à l'état général ; des bains fréquents, alcalins ou sulfureux, des applications de poudre ainsi composée :

> Poudre d'amidon................ 3 parties.
> Oxyde de zinc.............. 1 —

Tel est le traitement local, dont l'importance ne peut être comparée à celle du régime tonique précédemment indiqué.

Une autre forme de strophulus, celle-là très-fréquente chez les enfants, le *strophulus simplex* survient à l'époque de la dentition, ou bien dans un âge plus avancé coïncide avec un peu d'embarras gastrique. Dans ce dernier cas, un léger purgatif peut être utilement prescrit, mais généralement un traitement actif serait tout-à-fait intempestif. Des boissons rafraîchissantes, la poudre d'amidon, celle de lycopode suffisent le plus souvent à calmer les démangeaisons, qui accompagnent cette forme bénigne du strophulus.

Dans le cas où le prurigo est sous une influence nerveuse, s'il y a une *névrose*, les lotions calmantes précédemment indiquées, les pommades contenant les substances opiacées ou narcotico-acres, réussissent bien moins que les préparations contenant de l'éther ou du chloroforme. Mais c'est surtout le traitement général qui sera puissant contre l'hyperesthésie : l'aconit, la belladone, l'opium seront efficaces. L'oxyde de zinc à l'intérieur, de l'avis de M. Hardy, a parfois donné de bons résultats, d'autrefois, 5 à 10 milligrammes de nitrate d'argent à l'intérieur ont amené d'heureuses modifications. Dans d'autres cas la médication substitutive amènera seule une guérison radicale ; les eaux sulfureuses d'Aix et de Luchon et surtout celle de Louesche ont, en provoquant des manifestations cutanées (érythème et même pustules), radicalement guéri des malades atteints d'hyperesthésies cutanées très-rebelles.

A la suite de l'*ictère* il n'est pas rare d'entendre les malades se plaindre de violentes démangeaisons par tout le corps, l'hyperesthésie cutanée est manifestement liée à l'ictère. Dans ce cas, les lotions avec le lait de soufre, les bains de sublimé, sont sans effet pour calmer le prurit. C'est contre l'ictère qu'il faut agir, et, en effet, l'usage prolongé d'une solution de bicarbonate de soude comme tisane, soit :

Bicarbonate de soude............... 2 grammes.
Eau .... 1 litre.

et l'administration d'une dose de 6 capsules de térébenthine tous les jours, donnèrent quelques soulagements à une femme qui, atteinte d'ictère, éprouvait les pénibles douleurs d'une hyperesthésie cutanée généralisée. On donnait aussi tous les deux jours, à cette malade, un grand bain alcalin, prolongé.

A côté des maladies précédentes, on peut signaler le *zona*. En effet l'herpès zoster pendant la durée de l'apparition des vésicules et même parfois longtemps après la disparition de la lésion, présente souvent à un très-haut degré l'hyperesthésie. Le médecin doit peu intervenir durant la période éruptive du zona ; il doit se borner à préserver les vésicules des froissements extérieurs, qui, arrachant l'épiderme, exaspéreraient la douleur. Pour conserver intactes les vésicules d'herpès, on peut appliquer sur la partie malade avec un pinceau, de l'huile d'amandes douces, puis saupoudrer avec de la poudre d'amidon ou de lycopode ; on forme ainsi un enduit protecteur. Une épaisse couche de ouate remplirait le même but, on devrait alors la maintenir en place jusqu'à la disparition des vésicules. Un carré de baudruche collé sur ses bords avec du collodion formerait un véritable pansement par occlusion, surtout efficace lorsque des plaies se sont déjà formées.

La poudre d'amidon, unie à l'oxyde de zinc, retrouve ici son application comme antispasmodique ; mais si la douleur est très-vive, on doit prescrire une pilule d'opium de 0,025 milligrammes pour procurer le sommeil. Si le zona s'accompagne d'élancements, on peut même ordonner l'extrait de datura stramonium 0,05 c. seul ou associé au sulfate de quinine 0,20 c. à 0,30 c.

Si les vésicules du zona se sont rompues et suppurent, on peut alors prescrire des cataplasmes émollients de riz ou de fécule, des bains généraux, ou bien panser la région avec du cérat opiacé. S'il y a des points gangréneux, les lotions astringentes excitantes deviennent utiles, la poudre de quinquina localement, et les préparations toniques à l'intérieur, sont la base du traitement.

Contre la douleur quelquefois très-vive et très-persistante que l'on rencontre à la suite du zona, surtout chez les gens affaiblis et les vieillards, on devra faire usage des narcotico-acres, la belladone, le datura intus et extra. M. Hardy fit disparaître l'année dernière les douleurs très-vives qui persistaient à la suite d'un zona, chez un homme affaibli, âgé de 55 ans, en prescrivant tous les deux jours des injections de chlorhydrate de morphine 0,01 centigramme, avec la seringue de Pravaz loco dolenti. — On peut également administrer la morphine par la méthode endermique ; d'autrefois, une médication révulsive énergique (moxas, cautérisations transcurrentes) fera seule disparaître ces névralgies rebelles.

Parmi les maladies de la peau qui s'accompagnent d'hyperesthésie cutanée, l'*urticaire* est l'une des plus pénibles et parfois l'une des plus rebelles au traitement. M. Hardy proscrit les bains, il les croit nuisibles. Voici le traitement que j'ai souvent entendu prescrire dans son service :

1° Saupoudrer les parties malades avec de la poudre d'amidon ou de riz.

2° Prendre chaque jour dans une tasse de tisane, 2 des paquets suivants :
Bicarbonate de soude 10 grammes, divisez en 20 doses.

Une purgation légère une fois par semaine dans les cas chronique, soit avec de l'eau de Pullna, soit avec de l'eau de Birmenstorf, soit simplement avec du sulfate de magnésie (20 gram.) une tisane rafraîchissante, d'orge et chiendent, ou bien légèrement acidulée (limonade, orangeade) sont utiles pour remédier aux troubles gastro-intestinaux. La diète végétale et même la diète lactée dans les cas rebelles, l'usage de l'eau de Vichy, de la magnésie; et dans les cas de dyspepsie acide, la limonade nitrique, les bains acides tièdes contenant:

Acide nitrique, 15 grammes, pour un grand bain.

Les eaux de Plombières, les bains gélatineux, peuvent également améliorer l'urticaire chronique.

Si l'affection ne s'accompagne ni de dyspepsie acide, ni de dyspepsie alcaline, on se trouvera bien quelquefois d'employer, les préparations arsénicales, soit la liqueur de Fowler, à la dose de 3 à 12 gouttes, soit celle de Pearson, de 1 à 2 grammes, par jour en 3 fois.

J'ai vu ordonner par M. Hardy, dans un cas d'urticaire chronique de cette nature la formule suivante :

Eau..................	400 grammes.
Bicarbonate de soude....	15 grammes.
Arseniate de soude......	0.10 centigr.

Une cuillerée à bouche de cette solution à prendre avant déjeuner et avant dîner dans un peu d'eau.

Dans les cas d'urticaire à apparition intermittente, le sulfate de quinine semble agir aussi utilement que les préparations arsénicales.

C'est par ces moyens internes que l'on arrive à faire disparaître cet état douloureux de la peau bien plus sûrement que par les lotions vinaigrées, les topiques pulvérulents : poudre de riz, d'amidon même alors qu'on ajoute à ces derniers le camphre et l'oxyde de zinc.

ORY.

2

L'*Érythème pernio* (engelure), affection si fréquente au commencement de l'hiver, est le siége d'une cuisson, d'une démangeaison très-vive qui s'exagère par la chaleur.

Le traitement local varie suivant le degré auquel les engelures sont parvenues. A la première période, les lotions excitantes, les lavages avec une solution de tannin ou d'alun, des onctions de pommade au tannin et même des applications de sinapismes pour activer la circulation, amènent souvent un heureux résultat. A une période plus avancée, lorsqu'il y a ulcération, on devra panser les plaies soit avec du styrax, soit avec tout autre topique excitant, faire des lavages avec le vin aromatique. M. Hardy prescrit encore : de tremper les mains dans un verre d'eau, dans lequel on ajoutera :

Teinture de benjoin, 25 gouttes.

Mais le traitement général est également très-important: les amers, les toniques, l'huile de foie de morue sont nécessaires pour faire disparaître les engelures qui sont une manifestation du tempérament lymphatique.

En résumé, il y a deux indications dans le traitement des hyperesthésies auxquelles on répondra : 1° Par un traitement local : topiques pulvérulents, lotions calmantes ; 2° Par un traitement général : toniques reconstituants, anti-dyspeptiques, anti-névralgiques, suivant les cas.

CHAPITRE III.

Traitement des ulcérations cutanées.

SOMMAIRE. — Ulcères chez les gens lymphatiques. — Traitement des engorgements ganglionnaires et des scrofulides phlegmoneuses pour éviter les cicatrices difformes. — Ulcérations syphilitiques. — Ulcères variqueux. — Cancroïdes.

On désigne sous le nom d'*ulcères* des solutions des parties molles, avec perte de substance, plus ou moins anciennes, accompagnées d'un écoulement de pus, entretenues par un vice local ou par une cause interne. L'ulcère, toujours symptomatique, présente une tendance constante à s'agrandir, tant que la cause est subsistante.

Les ulcérations de la peau, que l'on rencontre très-souvent dans les salles de médecine à l'hôpital Saint-Louis, se rattachent presque toutes à quatre causes principales : la diathèse scrofuleuse, l'infection syphilitique, les troubles circulatoires de la peau d'une région, les épithéliomas. Ces diverses ulcérations se présentent, le plus souvent, avec des caractères suffisamment tranchés pour permettre de les différencier ; toutefois, il y a des cas, dit M. Hardy, où l'efficacité de tel ou tel traitement mis en usage peut seul, en l'absence de renseignements précis, indiquer au médecin la nature de l'ulcération. Quoi qu'il en soit, des ulcérations de la peau peuvent survenir chez des gens débilités par la misère, les privations, les fatigues, la convalescence de maladies graves; chez ces gens affaiblis, comme chez les scrofuleux, l'indication thérapeutique est double, et tout traitement local restera sans résultat, s'il n'est aidé par le traitement général.

Comme topique local, M. Hardy a employé souvent dans son service, une pommade rouge dont voici la formule :

Axonge...... .... 30 grammes.
Minium.................. } ââ 1 gr.
Cinabre ....

On doit étendre cette pommade sur un linge fenêtré, et renouveler deux fois par jour les applications, La même composition peut être fixée comme un emplâtre et produit les mêmes résultats satisfaisants.

Chez les scrofuleux, on rencontre souvent, surtout au cou, des ulcérations à bords profondément décollés, avec une coloration violacée de la peau environnante ; bien souvent, ces ulcérations surviennent chez les scrofuleux à la suite de ganglions suppurés ou bien d'abcès sous-cutanés ; voici les traitements employés par M. Hardy pour prévenir ces désordres.

Contre les engorgements ganglionnaires, M. Hardy prescrit parfois l'application réitérée d'une pommade qu'il formule ainsi :

Axonge.. .... 30 grammes.
Extrait de cigüe .... 2 —
Camphre................ 1 —

Mais, quand l'abcès est formé au niveau d'un ganglion, M. Hardy traverse fréquemment la collection purulente, au moyen d'une aiguille courbe, qui entraîne à sa suite un fil. Ce fil reste en place plus ou moins longtemps ; il joue le rôle d'un petit séton, permettant l'écoulement régulier du pus ; il cause par sa présence une irritation salutaire.

Les ulcérations cutanées chez les scrofuleux, rebelles et pouvant laisser plus tard des cicatrices irrégulières et très-saillantes, ont souvent aussi pour point de départ une scrofulide phlegmoneuse, des abcès sous-cutanés superficiels.

Or, voici le traitement bien simple que leur oppose M. le professeur Hardy : c'est l'ouverture de ces collections par le caustique, la pâte de Vienne dissoute dans l'alcool. Soit, par exemple, une collection purulente sous-cutanée du menton ou du cou : Sur la partie médiane et la plus saillante du soulèvement cutané, on applique une petite traînée très-étroite de caustique de Vienne à consistance de pâte molle. Cette application un peu délicate, est, il faut bien l'avouer, douloureuse; mais cette douleur n'est pas persistante, et après dix minutes d'application, l'eschare noirâtre et liquide s'est formée, et lorsque la région a été lavée avec soin au moyen d'alcool camphré, on maintient sur la plaie des cataplasmes d'amidon cuit.

Par ce moyen, on obtient une cicatrice à peine visible, linéaire, et l'on prévient la formation des ulcères scrofuleux à bords décollés, si rebelles, dont il nous reste à indiquer le traitement.

M. le professeur Hardy, conseille assez souvent des applications sur l'ulcère, de l'*onguent Canet*, emplâtre astringent résolutif qui renferme du colcothar ou oxyde rouge de fer.

Les topiques émollients sont parfois utiles pour débarrasser les parties malades des croûtes qui retardent la cicatrisation ; rarement au contraire, les lotions avec l'infusion de feuilles de noyer et de vin aromatique sont nécessaires.

On obtient de bons résultats d'une médication énergique dont voici la formule :

Eau distillée.....................	30 grammes.
Iodure de potassium...............	3 —
Iode pur.......................	1 —

On passe légèrement sur les ulcérations un pinceau trempé dans ce liquide.

Les caustiques: poudre de Vienne, potasse, chlorure de zinc, pâte de Canquoin ne peuvent être employés qu'avec réserve et dans les cas où la surface à modifier est peu étendue.

Cette médication substitutive est plus facile à pratiquer au moyen du bi-iodure de mercure.

Voici la formule d'une préparation conseillée par M. le professeur Hardy :

Axonge.............,......	parties égales.
Bi-iodure de mercure.,,,..	

Cette pommade ayant été légèrement chauffée au moment de s'en servir, la graisse une fois liquéfiée, on en étale sur la partie malade une couche peu épaisse au moyen d'un pinceau. Cette application est douloureuse, mais détermine une irritation substitutive très-efficace.

Mais il est un point sur lequel on ne saurait trop insister, à savoir que le traitement local n'est qu'accessoire, et que les manifestations ulcéreuses de la scrofule étant sous la dépendance d'un état général mauvais, c'est le traitement général qui doit ayant tout être prescrit, et sévèrement exécuté.

L'huile de foie de morue est surtout efficace dans la forme ulcéreuse de la scrofule ; mais s'il faut en donner beaucoup, on doit cependant craindre que l'administration de doses considérables ne produise l'anorexie. La limite sera variable avec les individus et avec la saison. En été, par exemple, l'huile de foie de morue fatigue plus promptement l'estomac, et les troubles digestifs surviennent parfois après l'administration de deux ou trois cuillerées par jour. Il faut donc augmenter progressivement les doses, ordonner au malade de prendre de l'exercice le plus possible, puis, pour exciter l'appétit, indiquer l'usage des boissons amères, houblon, gentiane, feuilles de noyer. Le sirop d'iodure de fer, les préparations iodées, l'iodure de potassium, sont très-conseillées par M. Hardy dans le cas d'ulcérations cutanées rebelles.

Enfin, les soins hygiéniques les plus scrupuleux doivent être pris par le malade, le séjour à la campagne, l'habitation au bord de la mer, puis l'usage des eaux minérales sont d'utiles adjuvants du traitement tonique.

Les eaux minérales chloro-sodiques, Salins par exemple ; les eaux sulfatées calcaires, Loueche ; les eaux sulfureuses, Barèges, Luchon, Ax, Aix et Enghien, puis enfin le séjour au bord de la mer telles sont les principales indications. A propos des bains de mer, on sait que ces bains peuvent être pris chauds dans une baignoire, dans le cas où le malade est trop affaibli pour supporter un bain à la lame, puis enfin, nous rappellerons qu'on peut avec une faible quantité d'eau donner des bains de mer à l'hydrofère, sans quitter Paris.

Les *ulcérations syphilitiques* de la peau sont également susceptibles d'un traitement général et d'un traitement local.

Le traitement local, de beaucoup le moins important dans ce cas, peut consister dans l'emploi de la pommade rouge dont nous avons indiqué plus haut la formule ; plusieurs fois j'ai vu prescrire par M. Hardy l'application sur la plaie de poudre d'iodoforme. Mais ce traitement local est coûteux et surtout est gênant, par suite de l'odeur pénétrante et persistante de ce produit. Souvent, à l'hôpital, M. Hardy faisait recouvrir les ulcérations syphilitiques avec de l'emplâtre de Vigo. Il est inutile et même nuisible de provoquer la chute des croûtes qui recouvrent les ulcérations de cette nature. La cicatrisation se fait plus vite et plus régulièrement au-dessous d'elles, même sans application de topiques locaux, si le malade est soumis à l'action d'un traitement général bien conduit.

Les ulcérations peuvent apparaître dans le cours de la syphilis en dehors du chancre initial, soit comme manifestations précoces (syphilides malignes précoces), soit comme accidents tertiaires. Presque toujours, on reconnaît que ces manifestations ulcéreuses de la peau naissent sous l'influence d'un mauvais état général, de l'alcoolisme, des écarts de régime, de fatigues, d'épuisement, etc.

Aussi les soins hygiéniques les plus sévères doivent-ils, avec le régime tonique, être recommandés aux syphilitiques, puis les préparations de vin de quinquina et de gentiane, le fer, les tisanes amères, une alimentation substantielle, l'exercice modéré, l'éloignement de tout ce qui est fatigues exagérées, préoccupations vives, émotions violentes ; enfin l'hydrothérapie. Mais ce n'est pas tout, et dès que la constitution cachectique d'un syphilitique est suffisamment rétablie, soit par le régime, soit par les eaux sulfureuses : Barèges, Luchon, Uriage, Ax, Schinznach, Aix, Enghien ; on devra prescrire un traitement mercuriel ou ioduré.

M. Hardy administre assez fréquemment un sirop, dit

sirop de Gibert, contenant de l'iodure de potassium et le proto-iodure d'hydrargyre; mais souvent il s'est trouvé bien de donner ces remèdes séparément, c'est ainsi qu'il prescrivait une ou deux pilules de Sédillot pour le soir, et 1 à 4 grammes au plus d'iodure de potassium à prendre le matin, en solution.

Je dirai peu de choses du traitement de l'*ulcère variqueux*. En effet, presque tous les malades qui entraient à l'hôpital, pour des ulcères variqueux, entretenus et irrités par le défaut de soin et la fatigue, ne tardaient pas à guérir, après quelques jours d'un repos sévèrement prescrit, aidé de soins de propreté extrême, et l'application de la pommade au minium et cinabre. Mais, ces guérisons sont de peu de durée dès que le malade reprend le cours habituel de ses pénibles travaux. Du reste, l'influence de l'immobilité et de la position horizontale, comme traitement des ulcérations siégeant au membre inférieur, n'est dans aucun cas aussi visible, que pour les ulcères variqueux. Quant au traitement par les bandelettes de sparadrap diachylon, bien souvent, on ne peut le mettre en usage, à cause de la poussée d'eczéma que son contact détermine sur la peau environnante. La poudre d'iodoforme est utile si l'ulcère variqueux a l'aspect fongueux. Des pansements au vin aromatique, des lotions excitantes activent le développement des bourgeons charnus, et alors les greffes épidermiques bien faites hâtent la cicatrisation.

Le *cancroïde* désigné autrefois sous le nom de *noli me tangere* est cependant susceptible d'un traitement, surtout au début. En effet, M. Hardy, en présence d'un épithélioma circonscrit, bien limité, ne reposant pas sur une base dure et profonde, conseille d'enlever le mal par l'application du caustique de Vienne. Il laisse agir le caustique environ 10 minutes (le temps varie avec la profondeur), l'eschare formée doit être respectée, et généralement après sa chute spontanée, on trouve une plaie de bonne nature qui ne tarde pas à guérir.

Mais ce traitement est loin d'être toujours applicable à cause de l'étendue et de la profondeur de l'ulcération. J'ai vu employer par M. Hardy, et cela avec un certain succès, des applications de chlorate de potasse en solution. On sait d'ailleurs que le chlorate de potasse a été préconisé à l'intérieur comme utile dans le traitement des cancroïdes.

Je n'ai pas à parler ici du traitement chirurgical par le bistouri, le seul applicable parfois, et qui donne des résultats d'autant plus heureux que l'intervention aura été plus large et que l'opération aura été pratiquée plus tôt.

CHAPITRE IV.

Traitement des affections dartreuses.

Sommaire. — Traitement de l'Eczéma suivant les périodes, suivant le siége, suivant la forme. — Usage des eaux minérales. — Du Psoriasis.

La diathèse dartreuse ou vice herpétique, se traduit à l'extérieur par des manifestations cutanées auxquelles les conditions d'hygiène, de tempérament, d'âge, de siége et aussi d'idiosyncrasie impriment souvent un caractère spécial. On sait que M. le professeur Hardy reconnaît quatre groupes principaux dans les affections dartreuses : l'eczéma, le lichen, le psoriasis et le pityriasis ; nous allons indiquer d'après nos notes, les divers traitements qu'il oppose à chacune de ces manifestations de la diathèse dartreuse.

Le *traitement de l'eczéma* doit être modifié nécessairement suivant la période et la variété d'aspect de l'affection, suivant le tempérament de la personne atteinte, suivant le siége (mains, pieds, face, cuir chevelu, ombilic, conjonctives, bronches, etc.), suivant les complications qui surviennent. Le traitement est interne et externe.

On reconnaît trois périodes distinctes dans la marche de l'eczéma. La première période présente à combattre la prédominance de phénomènes inflammatoires ; les émollients et les antiphlogistiques sont alors très-indiqués sous forme de lotions émollientes tièdes : eau de lin, eau de guimauve, de bains, d'eau de son ou d'amidon cuit, mais *pas de cataplasmes* pour ne pas provoquer la rupture des vésicules. Toutefois, dans l'eczéma de forme impétigineuse, la rupture des vésicules étant inévitable, les cataplasmes présentent l'avantage de calmer l'irritation causée par le pus ; les cataplasmes de riz, de fécule de pomme de terre, peuvent rendre alors des services, mais jamais ceux de farine de lin, dont la fermentation rapide serait nuisible. Dans le cas où le suintement est peu abondant, on peut prescrire la poudre d'amidon, de fécule de riz, d'arrow-root, de sous-nitrate de bismuth. Comme médication interne, il faut se borner durant cette période à prescrire des tisanes rafraîchissantes et émollientes, les tisanes d'orge, de limonade, d'orangeade, de chicorée sauvage, de pensée sauvage, houblon, etc. Le régime sera sévère, une très-légère purgation peut être administrée, on évitera le frottement et les causes irritantes, air froid, etc.

Dans l'eczéma, à la seconde période, la rupture des vésicules est accomplie, une sécrétion morbide abondante recouvre la partie atteinte, imprègne et durcit les linges qui la recouvrent.

Un traitement dérivatif sur le tube intestinal donne le plus souvent un heureux résultat, mais les purgations doivent être légères et proportionnées à la force de résistance du sujet ; M. Hardy prescrit le plus souvent la préparation purgative suivante :

Pensées sauvages	à à 4 grammes.
Séné	
Eau	1 litre.

A la dose de 2 à 3 verres le matin à jeun tous les jours ou tous les deux jours, suivant la tolérance du malade, pour provoquer trois à quatre selles par jour. Cette tisane est très-utile à l'hôpital parce qu'elle est peu coûteuse, ne détermine aucun accident du côté du tube digestif et qu'elle peut être continuée très-longtemps. On pourrait chez les malades plus fortunés, prescrire des eaux minérales purgatives : Pullna, Frederichshall, Marienbad, Kissingen. Si l'on voulait donner une purgation, on devrait rejeter les drastiques comme trop irritants et choisir parmi les purgatifs doux, soit le sulfate de soude ou de magnésie, à la dose de 10, 15, 20, 25 grammes, soit l'huile de ricin, ou bien encore la rhubarbe.

On pourra associer à la médication purgative, des préparations propres à exciter la sécrétion urinaire. Le nitrate de potasse, dans une tisane de chiendent, queues de cerises ou de pariétaire. Nous n'avons pas vu prescrire par M. Hardy la teinture de cantharides, bien que dans son article du dictionnaire il dise qu'en l'employant avec précaution, cette substance peut rendre quelques services dans les cas d'eczéma avec sécrétion séro-purulente. Faut-il prescrire des sirops de fumeterre, de bardane, de salsepareille, administrer le tannin et le ratanhia ou bien 10 à 15 gouttes d'acide nitrique concentré pour un litre d'eau? Nous n'avons pas vu non plus notre maître recourir à ces prescriptions même dans les cas les plus rebelles qui se sont montrés à notre observation.

Comme moyens locaux ou topiques l'indication est double : calmer l'inflammation et nettoyer la surface des pellicules épidermiques, des croûtes parfois assez épaisses qui la recouvrent. Les lotions d'eau de guimauve, d'eau de son, d'eau de sureau, les infusions astringentes de mélilot et même les solutions faibles de borate de soude ou bien d'extrait de saturne très-étendu d'eau, doivent être employées pour diminuer la sécrétion morbide. Puis les cataplasmes de riz, de fécule de pomme de terre, les bains de son et d'amidon retrouvent ici leur indication. Enfin, bien souvent, et cela quand la disposition des parties atteintes le permet, M. Hardy prescrit l'enveloppement avec la toile de *caoutchouc vulcanisé* qui amène une diminution rapide des phénomènes inflammatoires locaux, détermine la chute des croûtes, puis transforme la sécrétion séro-purulente en un abondant flux sudoral.

L'indication des pommades ou des applications de glycérine, est bien rare ; peut-être, sur les parties découvertes, peut-on en obtenir d'assez bons résultats pour protéger les parties malades de l'action douloureuse de l'air froid, ou du contact des corps étrangers.

La méthode substitutive qui produit momentanément une

vive irritation, est suivie d'un soulagement parfois durable. C'est ainsi que dans un impétigo de la face et du cuir chevelu des applications de teinture d'iode affaiblie par l'alcool eurent un heureux résultat. Nous avons vu l'année dernière dans le service, tenter plusieurs fois, avec un succès momentané, l'emploi d'une solution de silicate de potasse contre un eczéma très-rebelle du bras et du pied chez une jeune fille lymphatique.

La malade supportait assez bien après quelques jours ces applications un peu douloureuses au début.

Dans un cas très-rebelle et très-chronique, chez une femme lymphatique, d'eczéma des oreilles, M. Hardy modifia heureusement la marche de la maladie, avec des applications d'une solution de nitrate d'argent.

Dans un autre cas d'eczéma récidivant, le traitement d'Hébra fut suivi de succès :

```
Eau...... ............. .. .... 300 grammes.
Potasse caustique.... ......... 15    —
```

On donnait en même temps à la malade de la tisane de houblon et du vin de gentiane. Nous avons vu aussi employer assez souvent la formule suivante :

```
Glycérine ......• . ..  ⎰
Eau distillée ........ ...  ⎱  â â 15 grammes.
Proto-nitrate de mercure. ... ..   0,05 centigr.
```

Particulièrement dans des cas d'eczéma fendillé et ceux parvenus à la troisième période.

Enfin, pour compléter cette énumération, nous rappellerons la formule d'une pommade prescrite par M. le professeur Hardy dans la dernière période de l'eczéma, alors que toute inflammation, tout suintement a disparu :

```
Cold cream. ... .. ..........• 30 grammes.
Onguent citrin................. 2    —
Camphre ................. ....  0,50 centigr.
```

Il ne faut pas oublier que l'eczéma localisé ou généralisé est une manifestation de la diathèse dartreuse. L'expérience a démontré qu'on luttait efficacement contre elle, par les préparations arsénicales. Les formules sont nombreuses ; mais l'arsenic est un poison dangereux, un médicament dont l'administration doit être surveillée attentivement ; aussi M. Hardy a-t-il l'habitude de ne mettre entre les mains des malades que des solutions arsénicales étendues, et délaissant la liqueur de Pearson, ou celle de Fowler, il prescrit la solution suivante :

Eau...................... 300 grammes.
Arséniate de soude....... 0,05 à 0,10 centigr.

A la dose d'une cuillerée à bouche pour un adulte, il double la dose après quelques jours s'il est nécessaire.

Il est bien entendu que l'on doit cesser l'administration des tisanes purgatives dès que l'on commence la médication arsénicale. Aussi, M. Hardy, remplaçait à l'hôpital Saint-Louis la tisane de pensée sauvage et séné, par une tisane rafraîchissante, soit, par exemple, la tisane d'orge seul ou associé au chiendent.

Mais tout en ayant une préférence marquée pour ce mode d'administration de l'arséniate en solution, M. Hardy prescrit, lui aussi, parfois l'arséniate de fer sous forme pilulaire, c'est lorsqu'il est en présence de gens débilités, d'eczéma chez des sujets lymphatiques.

Pour 1 pilule. — En prendre 2 à 4 par jour.

Arséniate de fer............... 0.01 centigr.
Conserve de roses. .... Q. S.

Nous avons dit au début de ce chapitre, que le traitement de l'eczéma variait avec la forme, le siége, etc., de la manifestation dartreuse.

C'est ainsi que dans certaines formes chroniques rebelles, on est obligé de chercher à modifier le tissu, par différentes applications médicamenteuses. Dans un cas d'eczéma circonscrit chronique, outre des bains d'amidon deux fois par semaine, des cataplasmes de fécule de pomme de terre, M. Hardy prescrivit le liniment suivant :

Huile d'amandes douces........ 20 grammes.
Huile de cade................. 5

Etendre pendant huit jours ce liniment sur la plaque d'eczéma.

L'eczéma intertrigo chronique et légèrement suintant des cuisses et des bourses, est modifié par des applications de la pommade suivante :

    Cold cream.............   30 grammes.
    Calomel...................   2
    Teinture de Benjoin...........   2

Etendre le soir cette pommade sur les parties malades. De plus, on devra matin et soir faire des lavages avec de l'eau de mélilot.

Lorsque c'est le cuir chevelu qui est atteint dans le cas de pityriasis, M. Hardy institue ce traitement : matin et soir; étendre sur la tête (les cheveux ayant été préalablement coupés courts), la pommade ainsi composée :

    Axonge....... ....   30 grammes.
    Fleurs de soufre.............   0,50 centigr.

Un bain sulfureux tous les deux jours. Tous les jours, prendre une cuillerée à bouche du sirop sulfureux de Crosnier.

Contre le pityriasis chronique de la figure, nous avons recueilli cette autre formule, traitement qui diffère peu du précédent :

    Cold cream.................   30 grammes.
    Fleurs de soufre............   0,50 centigr.
    Teinture de Benjoin. ....   2 grammes.

Puis faire des lotions sur la figure avec une infusion de mélilot.

Mais à propos des eczémas de la face qui sont parvenus à la deuxième période, l'heureuse influence des bains de vapeur doit être signalée. L'eau parvenue à l'état de division extrême, imprègne alors les tissus de la peau et remplace pour la face l'usage des bains d'amidon, si utiles pour les autres régions.

La persistance des poussées d'eczéma peut être entretenue tantôt par des écarts de régime, tantôt par des excès de fatigue, des émotions vives, ou par l'usage de certains aliments, de poissons, de café, de fraises, par exemple. Ces causes devront être recherchées et éloignées.

D'autres fois, la manifestation de la diathèse dartreuse est provoquée par l'administration de certains médicaments, c'est ainsi que l'année dernière, une jeune femme épileptique, étant entrée à l'hôpital pour une poussée d'eczéma très-aigu, fut rapidement rétablie par l'usage de quelques purgatifs, de bains et de décoction de graines de lin. Mais ayant repris du bromure de potassium peu après sa sortie de l'hôpital, une nouvelle poussée l'obligea à rentrer de nouveau.

Dans certains cas, la malpropreté joue un rôle pour exaspérer l'intensité des manifestations : laveurs de vaisselle, cuisiniers, personnes qui manient des substances irritantes ; enfin fréquemment l'existence de parasites animaux peut être la cause occasionnelle d'un eczéma. Rien n'est plus fréquent que de voir l'eczéma des seins chez la femme être provoqué ou entretenu par la gale ; c'est par la suppression de cette cause qu'on devra commencer le traitement, mais il faut savoir que pour l'eczéma du sein consécutif à la gale, la lésion persiste souvent très-longtemps après la guérison de la gale; d'autres fois, encore pour l'eczéma du sein, l'état de gestation, le fait de l'allaitement entretiennent la persistance de la lésion qui ne disparaît qu'avec la cause déterminante de cette manifestation.

Nous n'entrerons pas dans le détail des traitements à opposer aux variétés d'eczéma, tenant à la constitution du sujet. On sait, en effet, que M. Hardy croit peu à la réalité d'une distinction à établir entre l'eczéma herpétique et l'eczéma arthritique. Le fait est, que bien souvent dans son service le même mode de traitement a été institué pour ces deux variétés, on ne remarque pas que les malades soient plus longtemps à guérir de leurs manifestations et plus souvent atteints de récidives que ceux traités dans les services voisins où l'eczéma arthritique étant en honneur, on soumet les malades au traitement par les alcalins.

Toutefois, M. Hardy est loin de méconnaître l'importance de la réunion d'un tempérament lymphatique et de la diathèse dartreuse. Aussi dans ces cas après avoir combattu le début des accidents par des cataplasmes de fécules et l'usage de purgatifs, il prescrit les pilules d'arséniate de fer et administre l'huile de foie de morue et le vin de gentiane.

Pour compléter ces notes, nous devons ajouter quelques mots sur l'usage des eaux minérales, bien que naturellement nous n'ayons pas été à même d'en juger les résultats pendant notre passage à Saint-Louis, puisque M. Hardy, dans le traitement à l'hôpital, s'est toujours borné à l'administration des bains d'amidon, rarement de bains alcalins et aussi parfois de bains sulfureux; l'usage de ces derniers exigeant d'ailleurs beaucoup de prudence et de surveillance. De plus, nous avons indiqué plus haut l'efficacité des douches de vapeur dans certains cas, par exemple, lorsque l'eczéma siége au cuir chevelu, aux oreilles, à la face, c'est-à-dire dans des régions qui ne peuvent être plongées dans un bain. Les seules eaux minérales qui soient indiquées durant la première période et le début de la seconde sont les eaux purgatives : Hombourg, Kissingen, Marienbad, Hunyadi, Pullna. Ces eaux sont transportables, par suite il est donc inutile de se déplacer pour faire une saison de bains.

Mais lorsque la maladie est parvenue à la période squammeuse, ou bien même au moment où les croûtes et les squammes sont mélangées, un séjour dans une station thermale peut hâter et consolider la guérison. Mais il faut agir avec prudence, car l'irritation pourrait être telle qu'une nouvelle poussée fut la conséquence d'un traitement thermal trop énergique ou mal dirigé. M. Hardy conseille souvent les eaux de Saint-Gervais, en Savoie, qui sont des eaux purgatives, diurétiques, un peu sulfurées; il les prescrit surtout dans le cas d'eczéma ayant tendance à la chronicité chez les gens nerveux. Il faut, en effet, dans ces cas, éviter les eaux ayant une température élevée ou trop fortement sulfureuses.

Ory.

Enfin, lorsque toute inflammation a disparu, et principalement dans la forme pityriasique de la diathèse, on peut faire usage modéré des eaux de Barèges, Bagnères de Luchon, Aix, Schinznach et Aix-la-Chapelle, ou bien encore celui des eaux du Vernet et d'Enghien. Les eaux d'Uriage si l'eczéma existe chez un sujet lymphatique ou scrofuleux devront être principalement recommandées. Celles de Louëche, dans les cas d'eczéma très-tenace, à récidives fréquentes, provoqueront une inflammation substitutive salutaire. Enfin, M. Hardy défend généralement l'usage des eaux purement alcalines, et surtout l'usage des bains de mer.

Une des formes les plus tenaces de la diathèse dartreuse est le *psoriasis*. Nous n'avons pas ici à nous occuper des variétés d'aspect que peut revêtir le psoriasis, non plus que des variétés suivant le siége. Il nous suffit de rappeler que le psoriasis est une manifestation qui est sujette à récidive, que plus ces récidives se répètent et se rapprochent, plus l'affection devient tenace, plus elle devient difficile à guérir. Il faut donc au plus tôt essayer sinon de guérir, du moins s'efforcer de pallier les manifestations actuelles, et lutter contre les complications.

A la période initiale, les émollients généraux, les tisanes laxatives, de très-légers purgatifs sont utiles. Puis les manifestations aigües une fois dissipées, on s'adressera aux modificateurs généraux du vice dartreux et aux modificateurs locaux.

C'est encore la solution d'arséniate de soude qui est mise en usage par M. Hardy dans la plupart des cas.

J'ai vu dans un cas remarquable les bons effets obtenus par mon excellent maître, de l'administration du copahu à la dose de 4 à 6 grammes par jour, sous forme d'opiat associé à égale quantité de magnésie.

Mais cette médication est plus difficile à faire supporter au malade, l'odeur lui répugne, l'action sur les voies digestives se manifeste rapidement, cause une irritation qui bientôt oblige d'en suspendre l'emploi. Rien ne vaut l'arsenic à l'intérieur contre le psoriasis.

Comme traitement externe, les bains émollients très-fréquents au début, que plus tard on remplacera avec prudence par des bains de vapeur et même des bains sulfureux qui, légèrement irritants, agissent comme modificateurs locaux. Les bains à l'hydrofère comme dans l'eczéma trouvent ici leur emploi. Comme topiques, il faut être très-prudent. Je transcris ici quelques-unes des formules souvent indiquées par M. Hardy :

1. Axonge..................	30 grammes.	
Soufre sublimé...........	1 à 2	—
2. Protoiodure de mercure....	1 gramme.	
Axonge ou glycérine.....	30 à 40	—
3. Onguent citrin............	5 à 10 grammes.	
Axonge................	30	—

Puis enfin les préparations de goudron que l'on combine à l'axonge ou à la glycérine,

Soit : Glycérine. .... 30 grammes.
Faites chauffer et ajoutez : Amidon Q. S. pour consistance de pommade.
Ajoutez et mêlez : Huile de Cade.. 4 à 6 grammes.

Comme pour les autres modifications de la diathèse dartreuse, le régime doit être sévère, les excès, l'usage d'aliments épicés, le vin, le café, les liqueurs sont les causes de récidives comme pour l'eczéma.

Sous le nom de difformités. nous comprenons diverses affections locales de la peau dont l'aspect extérieur est très-variable ; lésions congénitales ou non, qui restent généralement stationnaires une fois qu'elles ont acquis leur développement complet.

Certaines de ces lésions sont absolument incurables : c'est ainsi que les *nœvi pigmentaires*, la *nigritie* locale ou générale, l'*albinisme*, le *vitiligo* ne peuvent être utilement combattus. Toute médication paraît superflue contre le *lentigo*, caractérisé par de petites taches jaunâtres arrondies, isolées ou conglomérées, sans saillie, ne causant pas de prurit, qui chez les sujets lymphatiques, à peau très-fine, se montrent principalement sur les parties du corps exposées à l'action de l'air et du soleil. On se trouve réduit,

pour prévenir l'apparition de ces taches, à conseiller de
soustraire le plus possible au contact de l'air les parties
atteintes, et surtout pendant l'été, à garantir le visage avec
un voile et les mains avec des gants.

On est un peu moins désarmé contre les *éphélides ;* ces
taches sont moins généralisées et plus étendues que celles
du lentigo ; elles peuvent disparaître spontanément après
la cessation des causes qui lui ont donné naissance, ainsi
chez les femmes, la menstruation et la grossesse par
exemple.

M. le professeur Hardy a remarqué, que le pigment qui
constitue les éphélides, disparaît sous l'influence d'une légère inflammation de la peau ; c'est dans le but de causer
cette irritation qu'il conseille d'employer deux fois par
jour les lotions avec un mélange ainsi composé :

Eau distillée	125 grammes.
Sublimé.	0.50 centigrammes.
Sulfate de zinc	2 grammes.
Acétate de plomb.	2 grammes.
Alcool.	q. s. pour dissoudre le sublimé.

Ce liquide peut être employé pur, ou coupé avec de l'eau
chaude suivant l'effet qu'il produit, on constate généralement après son usage une légère desquamation de la
peau, et la disparition plus ou moins complète des éphélides. C'est, paraît-il, à peu de chose près, d'après cette
formule que l'on a composé le lait antéphélique. Dans le
même but, M. Hardy a fait faire des douches avec des eaux
sulfureuses artificielles, il dit avoir prescrit avec succès
des douches locales avec des eaux minérales de Bagnères-
de-Luchon et de Barèges. Des lotions alcalines et des douches de borate ou de sous-carbonate de soude peuvent éga_
lement être employées. Mais souvent la guérison n'est
qu'apparente et les taches reparaissent avec tenacité dès
qu'on cesse l'usage de ces médications locales.

Les altérations de la peau sous la dépendance de l'appareil vasculaire, les taches vineuses, les nœvi vasculaires,
les tumeurs fongueuses sanguines sont surtout modifiables
par les moyens chirurgicaux. Je me bornerai ici à rappeler

que le *nœvus* peut être atteint de sphacèle et qu'après un temps généralement assez long, l'ulcération se cicatrise. La ligature, l'excision, la cautérisation, les sétons sont parfois applicables ; mais il ne faut pas oublier les heureux résultats obtenus par la vaccination sur le nœvus, chez un sujet non vacciné encore. M. Hardy conseille de faire sur la tumeur un grand nombre de piqûres vaccinales, proportionnellement à l'étendue de la lésion, l'inflammation adhésive très-vive qui en est la conséquence, oblitère le tissu spongieux ; il se forme une cicatrice solide un peu blanchâtre et chagrinée. On peut encore faire traverser plusieurs fois la tumeur par une aiguille entraînant un fil imprégné de vaccin.

Certaines difformités de la peau ont pour siége l'appareil folliculaire, dans ce groupe se rencontrent les acnés et le molluscum.

Pour détruire l'*acné miliaire* constitué par l'hypertrophie des glandes sébacées et l'oblitération du conduit, on devra inciser l'épiderme avec la pointe d'une aiguille ou d'une lancette, et énucléer les follicules avec une pince. Cette petite opération ne laisse pas de trace. M. Hardy considère les acnés comme une affection locale et obtient souvent une guérison radicale en employant les préparations substitutives.

Après avoir éloigné les causes qui entretiennent l'affection, si la maladie est récente on aura recours à des lotions excitantes avec de l'eau aromatique, ou légèrement ammoniacale. Les lotions ne doivent pas être faites froides, car alors elles déterminent une réaction qui congestionne les parties sur lesquelles elles sont pratiquées.

M. Hardy prescrivait souvent à sa consultation :

<pre>
Eau distillée........... 100 grammes.
Bichlorure de mercure...   1   —
Alcool.................. q. s.
</pre>

à la dose d'une cuillerée à café dans un verre d'eau tiède; faire des lotions matin et soir.

Les préparations astringentes, telles que solutions

d'alun, les pommades au peroxyde de fer ; puis, dans les cas plus rebelles, les pommades au proto-iodure de mercure ou bien au bi-iodure sont utiles, surtout contre l'acné tuberculeuse ou hypertrophique.

On obtient souvent un prompt résultat en donnant localement des douches de vapeurs et des douches d'eau sulfureuses, naturelles ou artificielles. M. Hardy a vu souvent les bons effets des lotions avec :

Eau.................... 300 grammes.
Sulfure de potassium......}
Teinture de benjoin... ....} â. â. 5 gr.

une cuillerée dans un verre d'eau chaude.

Enfin,dans un cas d'*acné hypertrophique* qui avait plus que doublé le volume du nez, M. Hardy obtint une diminution notable de la difformité en pratiquant à plusieurs reprises des cautérisations ponctuées au milieu des tissus altérés. Le malade étant sous l'influence du chloroforme, on plongeait rapidement un fer rouge, très-pointu, jusqu'à près de un centimètre de profondeur (dans ce cas le galvano-cautère peut être très-utilement employé). Il se formait des cicatrices, qui par leur rétraction ramenèrent le nez à un volume presque normal après plusieurs mois de traitement.

Le *molluscum* est l'exagération de l'acné varioliforme. Le traitement chirurgical, l'extirpation, soit par la ligature, s'il existe un pédicule, l'excision s'il est sessible, est seul applicable ; mais le nombre de ces productions est parfois tellement considérable que toute intervention est alors absolument impossible.

Parmi les difformités de l'épiderme nous n'entrerons dans quelques détails, qu'au sujet de l'*Ichthyose*. Des différentes formes de cette affection, ichthyose serpentine, cornée, nacrée, cette dernière est celle contre laquelle un traitement palliatif réussit le mieux. Quant à un traitement curatif, quelle que soit la variété, il n'en existe pas contre l'ichthyose vraie. Tous les traitements internes sont inutiles.

M. Hardy s'efforce de diminuer la sécheresse de la peau, et d'enlever les squames épidermiques par l'usage fréquent des bains alcalins et mieux encore des bains savonneux ainsi composés : cinq cents grammes de savon noir pour un bain d'eau tiède.

Puis, on doit prescrire des lotions quotidiennes avec du savon noir étendu d'eau, avec de l'huile ou du glycérolé d'amidon, ou bien encore avec une pommade de goudron au 1/10e ou au 1/4.

Le traitement par les eaux minérales administrées en bains, donne également de bons résultats palliatifs. Toutes les eaux chaudes et surtout les eaux alcalines sont bonnes dans ce but. M. Hardy indique de préférence les eaux de Loèche dans le Valais, celles de Schangenbad dans le duché de Nassau. Des bains prolongés de trois et même six heures produisent une véritable macération de l'épiderme, mais l'amélioration n'est que momentanée.

Nous terminerons cette revue des difformités de la peau en indiquant le traitement à opposer aux *verrues* et aux *kéloïdes*. — Les *verrues*, qui sont des difformités des papilles de la peau sont des excroissances rugueuses à la surface mamelonnée, qui peuvent il est vrai disparaître spontanément; parfois, au contraire, elles présentent une ténacité singulière, surtout chez les personnes qui travaillent la terre; elles sont, paraît-il, contagieuses dans certains cas. Les topiques irritants appliqués directement sur les verrues produisent de bons effets : le suc des plantes, l'acide sulfurique, l'acide nitrique, l'acide chromique. M. Hardy, dans le cas où les verrues sont très-nombreuses, conseille de tremper les mains dans du vinaigre pur deux fois par jour. Après un certain temps, les verrues seflétrissent et disparaissent sans laisser de traces. L'excision avec ou sans cautérisation sera employée contre les verrues ayant acquis un grand développement.

Les *kéloïdes*. Il existe deux variétés de cette affection : la kéloïde vraie (kelis genuina), celle qui n'a pas été précédée d'une plaie ou ulcération, et la kéloïde cicatricielle consécutive à une lésion de la peau (kelis spuria),

elles sont rangées parmi les difformités tenant à l'altéra-
tion du derme.

Ce n'est pas une affection grave, car il est rare que les
douleurs qui les accompagnent soient vives et constantes ;
cependant la douleur peut être parfois très-grande et l'on
doit alors s'efforcer de la calmer.

Le traitement interne, employé dans le but de faire disparaître ces difformités, est absolument inefficace. M. Hardy n'a obtenu aucun succès avec l'iodure de potassium,
l'huile de morue, la ciguë, les préparations arsénicales.
Comme moyens externes, on a essayé les pommades iodu-
rées, mercurielles, celles contenant la ciguë, les vésica-
toires. Le seul médicament qui ait réussi quelquefois, c'est
l'emplâtre de Vigo. En effet, l'année dernière, nous avons
cru constater un léger affaissement de ces bizarres productions, chez un malade du service, qui pendant plusieurs
semaines recouvrit ses kéloïdes constamment avec un emplâtre de Vigo. Tandis qu'au contraire celles que nous
avions recouvertes de sparadrap diachylon conservaient
leur fermeté et leur volume primitif.

La douleur des kéloïdes fournit une indication spéciale :
dans ce cas, des emplâtres contenant de l'extrait d'opium,
les pommades opiacées et chloroformées, les injections
hypodermiques ou bien encore les potions au chloral, le
sulfate de quinine, la belladone, le bromure de potassium
procurent du soulagement. Les kéloïdes peuvent disparaître spontanément ; mais il faut bien se garder d'une intervention chirurgicale ; l'ablation de semblables tumeurs,
soit par l'incision, soit par les caustiques, donnerait en
effet les plus fâcheux résultats, car bientôt, une nouvelle
tumeur plus volumineuse se reproduirait sur place. C'est
même là un point intéressant de l'histoire du traitement des
kéloïdes.

VERSAILLES. — IMPRIMERIE CERF ET FILS, RUE DUPLESSIS, 59.